YOGA

IYENGAR YOGASHALA
艾扬格瑜伽学院

艾扬格瑜伽学院教材系列

瑜伽梵语轻松学

认识字母

许丽珍　编

大连理工大学出版社
Dalian University of Technology Press

图书在版编目（CIP）数据

认识字母：梵汉对照 / 许丽珍编. -- 大连：大连理工大学出版社，2023.9
（瑜伽梵语轻松学）
ISBN 978-7-5685-4119-0

Ⅰ. ①认… Ⅱ. ①许… Ⅲ. ①瑜伽—梵语—字母
Ⅳ. ① R161.1

中国国家版本馆 CIP 数据核字 (2023) 第 004371 号

认识字母
RENSHI ZIMU

大连理工大学出版社出版
地址：大连市软件园路 80 号　邮政编码：116023
发行：0411-84708842　邮购：0411-84708943　传真：0411-84701466
E-mail：dutp@dutp.cn　URL：https://www.dutp.cn
大连图腾彩色印刷有限公司印刷　大连理工大学出版社发行

幅面尺寸：140mm × 210mm　印张：3.5　字数：88 千字
2023 年 9 月第 1 版　2023 年 9 月第 1 次印刷

项目统筹：刘新彦　责任编辑：张　泓
责任校对：李舒宁　封面设计：冀贵收

ISBN 978-7-5685-4119-0　定　价：49.00 元

前言

梵语一词的解构

梵语（Sanskrit）是一门经典而古老的语言。梵语的原名“Saṁskṛtam”由前缀 saṁ 和词根 kṛ 构成，saṁ 代表“saṁyak”，意为非常好的；kṛ 意为做。因此，“Saṁskṛtam”一词指“精细化”“神圣的”“纯洁的”“做得非常好的”。

梵语属于印欧语系印度–伊朗语族印度语支，主要用于记载《吠陀经》。最早的使用梵语记载的典籍是记录大自然赞美诗的《梨俱吠陀》（*Ṛgveda*）。

梵语的分类

广义的梵语包括吠陀梵语、史诗梵语和古典梵语。吠陀梵语主要见于吠陀（Vedas）、神话（Purāṇas）和奥义书（Upaniṣads），其词汇、音系、语法、句法都非常丰富，保留至今。吠陀梵语的词汇和语法都比古典梵语难些。

古典梵语是吠陀后期发展起来的，由一位名叫波尼尼（Pāṇini）的古印度语文学家确立的。他将吠陀梵语的语法进行了归纳整理、分析、标准化，写成共八章的经典语法文本——Aṣṭādhyāyi（Aṣṭa=八，adhyāyi=章）。它是学习经典梵语语法和词汇的标准指南。

目前我们使用的现代梵语属于古典梵语。古典梵语共有46个字母，其中13个元音，33个辅音。

学习瑜伽为什么要学习梵语?

虽然梵语是小众语言，但它承载的知识却很丰富，瑜伽知识就是其中之一。举个例子，yoga意为瑜伽，它就是一个梵语词，其中一个意思指联合、连接。学习瑜伽，就是学习身心联合的智慧。而这智慧，就藏在梵语里。

怎么开始学习?

任何语言的学习都要从听、说、读、写开始。听、说多了，耳朵就熟悉了；听、说、读多了，耳朵跟头脑就熟悉了；听、说、读、写共同参与，就可以开始进入梵语的全面学习。梵语形、音一致，熟悉46个字母的读音、书写，就是一个轻松的开始。

本书的目的

目前国内的瑜伽梵语类书籍以介绍词语知识居多。很多梵语爱好者因没有系统跟学字母的标准发音，大多按照中文拼音来发音，不甚标准。

此外，国内大多数梵语爱好者仅仅学习梵语的拉丁字母转写形式，很多时候，面对错误的拉丁字母转写也无从判断。

让梵语爱好者轻而易举地掌握梵语46个字母的标准发音、书写，为进一步学习梵语词语、句子铺路，就是本书的主要目的。

笔者在印度学习不二论吠檀多哲学期间，从零开始学习梵语，当中的艰辛难以言喻。在导师和同学的悉心指导和帮助下，笔者脚踏实地地学习，终于掌握了复杂的梵语语法，能够标准、流利地唱诵并理解《薄伽梵歌》等吠陀经典。在此向笔者的导师Pujya Swami Bodhatmananda、梵语老师 Tanmaya Caitanya，以及所有帮助我学习梵语的印度同学致敬！

此书的问世得益于专注艾扬格瑜伽浦那总院的普尚·艾扬格先生的瑜伽书籍翻译与解读的梁洪女士的引荐，艾扬格瑜伽学院的执行院长李韵玲女士的大力支持，以及提供书写帮助的曾丽婷女士。笔者在此向以上各位朋友献上深深的敬意！

真正的知识令人变得谦卑。没有以上各位朋友相助，就没有此书的顺利问世。

笔者才疏学浅，如读者在学习使用过程中发现任何错误，欢迎不吝指正，共同探讨学习。笔者在此提前向各方读者致敬！

许丽珍

于广州

2023年2月

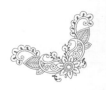

目　录

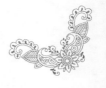

梵语字母表

扫码获取

✔ 标准发音
✔ 跟读练习
✔ 学习方法

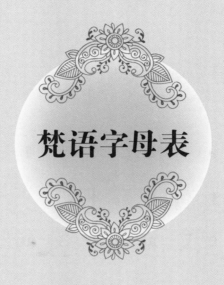

1. 元音（vowel，13个）

अ **a** आ **ā** इ **i** ई **ī** उ **u** ऊ **ū**

ऋ **ṛ** ॠ **ṝ** ऌ **ḷ**

ए **e** ऐ **ai** ओ **o** औ **au**

2. 辅音（consonants，33 个）

क	**ka**	ख	**kha**	ग	**ga**	घ	**gha**	ङ	**ṅa**
च	**ca**	छ	**cha**	ज	**ja**	झ	**jha**	ञ	**ña**
ट	**ṭa**	ठ	**ṭha**	ड	**ḍa**	ढ	**ḍha**	ण	**ṇa**
त	**ta**	थ	**tha**	द	**da**	ध	**dha**	न	**na**
प	**pa**	फ	**pha**	ब	**ba**	भ	**bha**	म	**ma**
य	**ya**	र	**ra**	ल	**la**	व	**va**		
श	**śa**	ष	**ṣa**	स	**sa**				
ह	**ha**								

手写体梵语字母表

扫码获取

✓ 标准发音
✓ 跟读练习
✓ 学习方法

1. 元音（vowel，13个）

अ आ इ ई उ ऊ

ऋ ॠ ऌ

ए ऐ ओ औ

2. 辅音（consonants，33 个）

क	ख	ग	घ	ङ
च	छ	ज	झ	ञ
ट	ठ	ड	ढ	ण
त	थ	द	ध	न
प	फ	ब	भ	म
य	र	ल	व	
श	ष	स		
ह				

梵语字母书写规则

元音字母 01

扫码获取

标准发音

अ

a

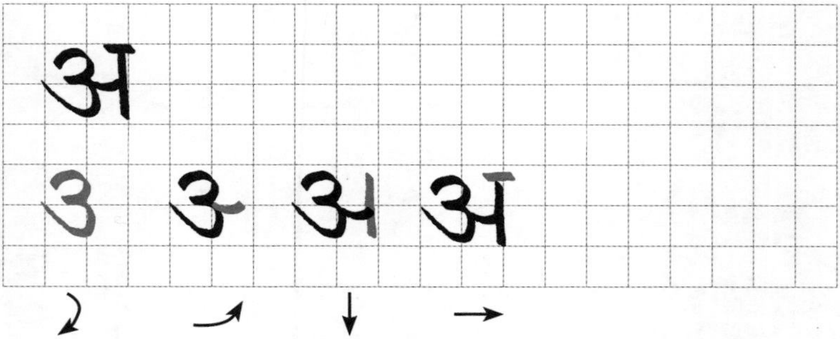

① ② ③ ④

年 月 日 星期 天气

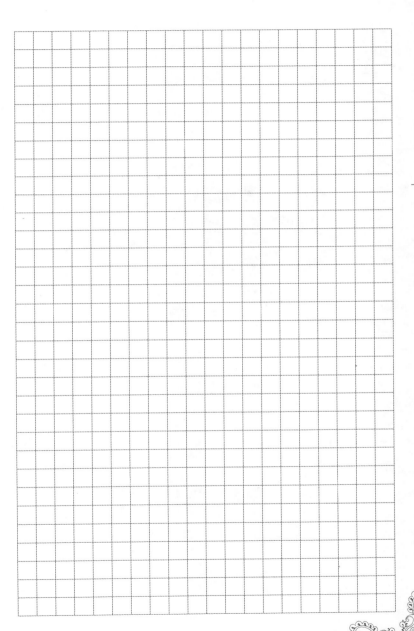

元音字母 02

आ ā

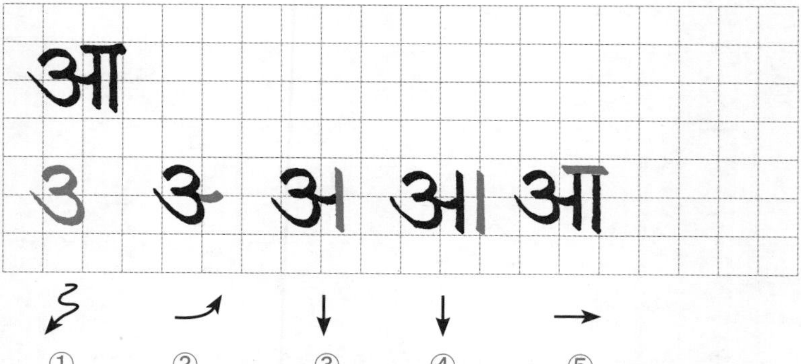

年　月　日　星期　天气

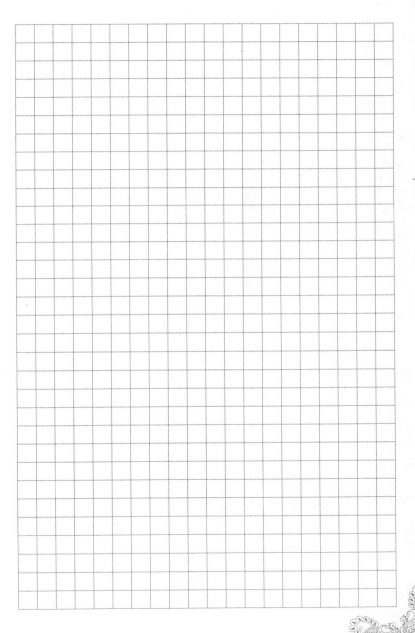

元音字母 03

इ

i

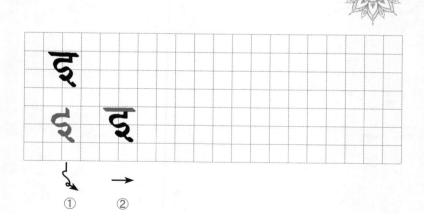

年　月　日　星期　天气

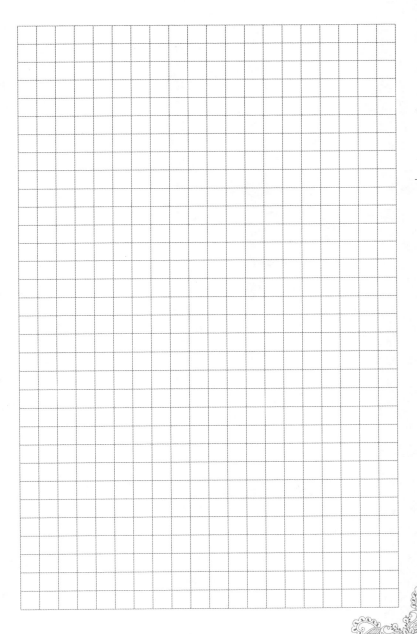

元音字母 04

ई ī

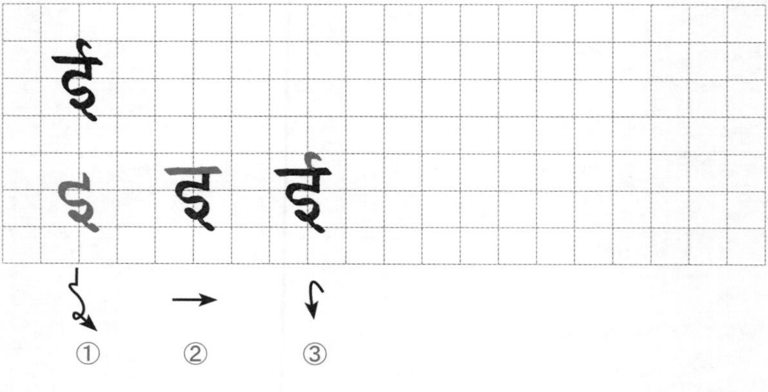

年　月　日　星期　天气

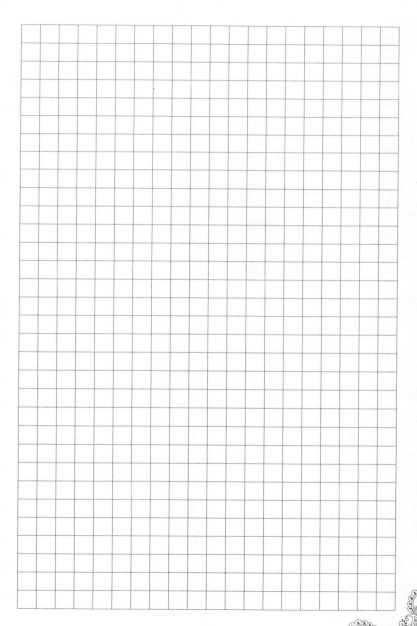

元音字母 05

उ

u

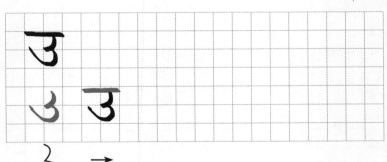

年　月　日　星期　天气

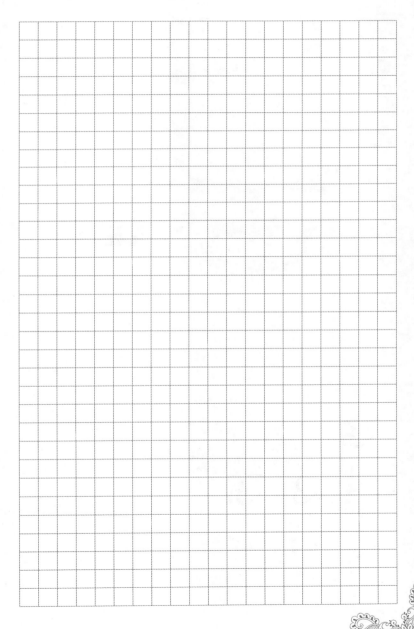

元音字母 06

ऊ ū

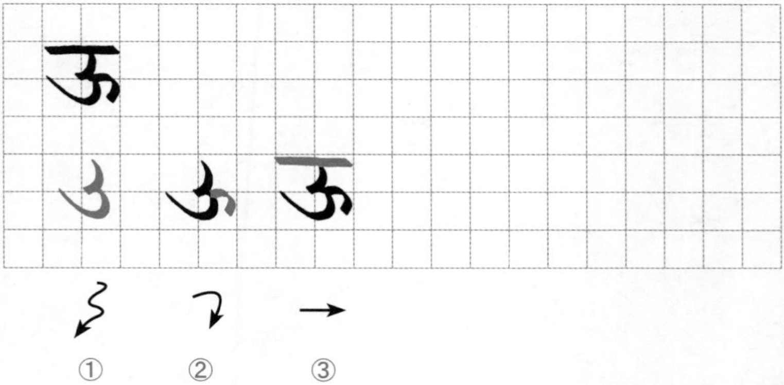

年　月　日　星期　天气

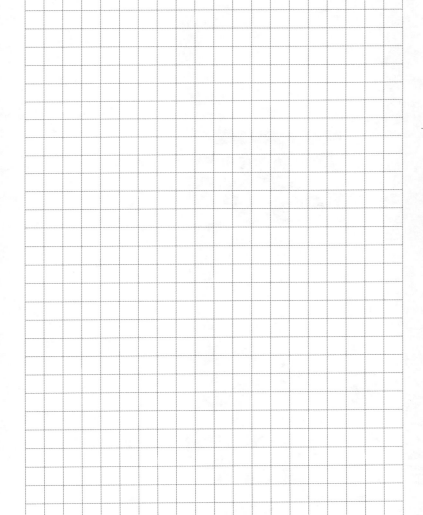

元音字母 07

ऋ ṛ

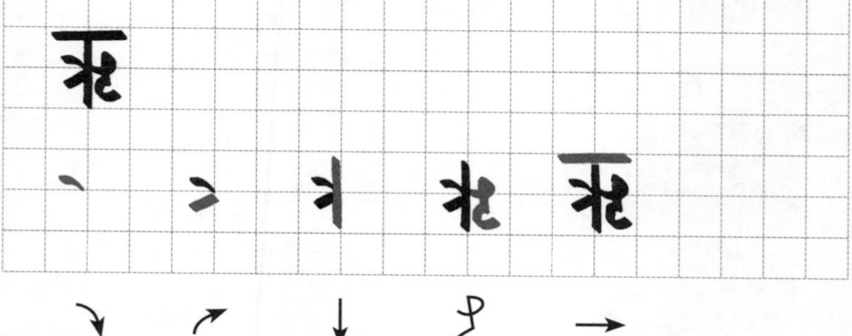

年　月　日　星期　天气

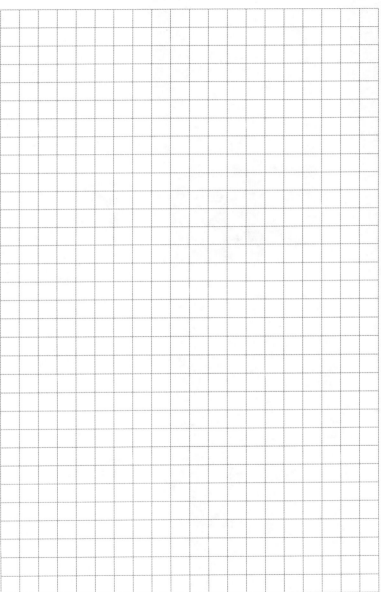

元音字母 08

ॠ ṝ

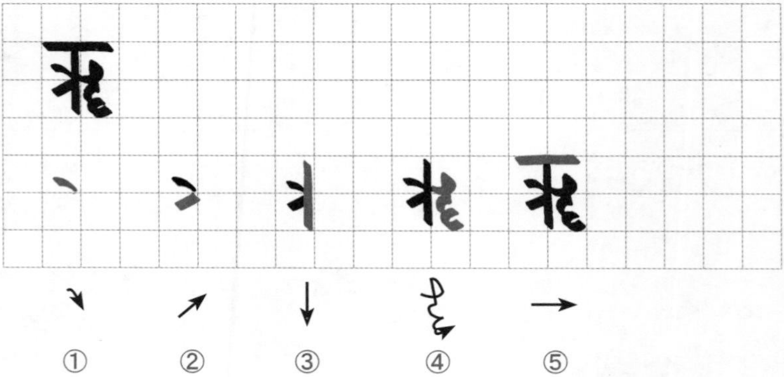

年　月　日　星期　天气

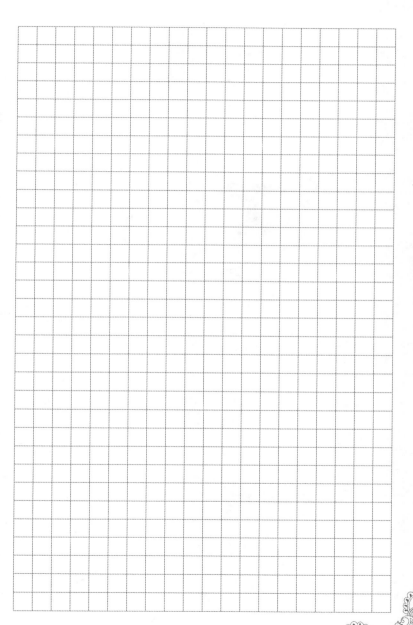

元音字母 09

ऌ ḷ

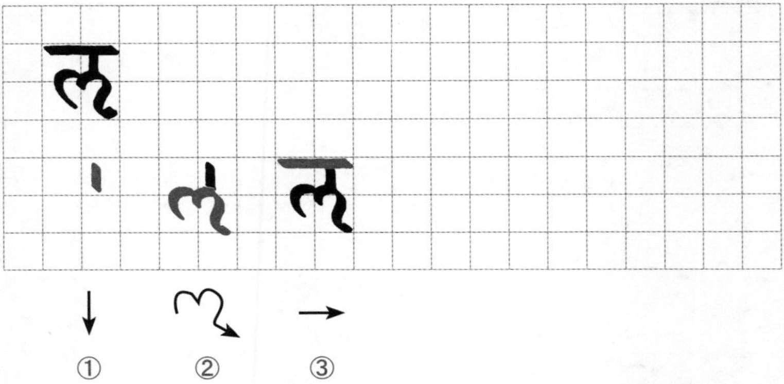

年　月　日　星期　天气

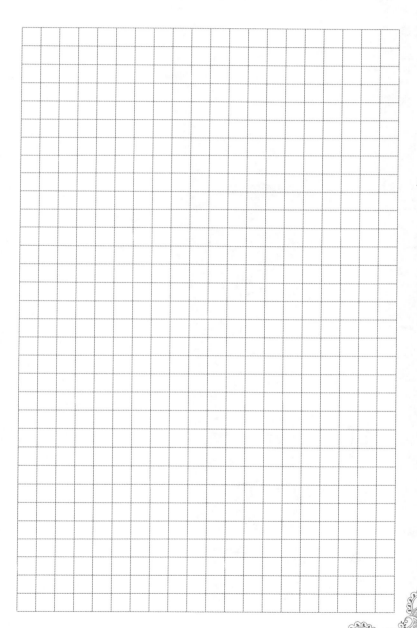

元音字母 10

ए　**e**

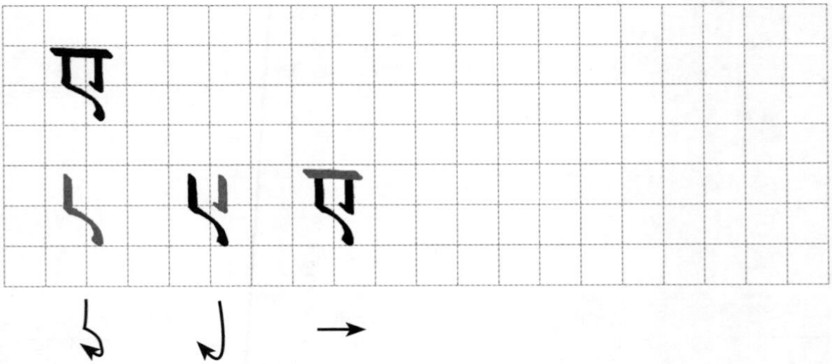

①　②　③

年　月　日　星期　天气

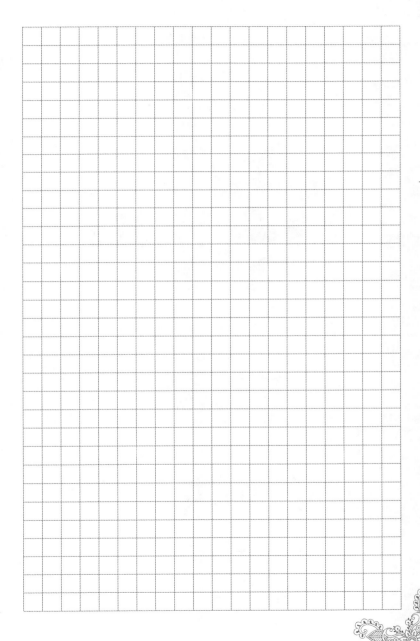

元音字母 11

ऐ **ai**

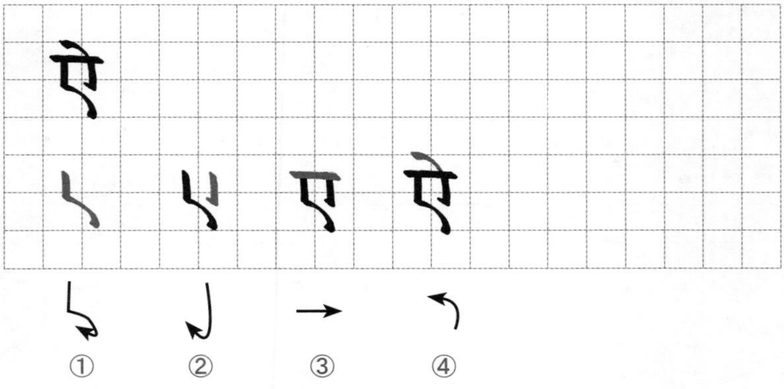

① ② ③ ④

年　月　日　星期　天气

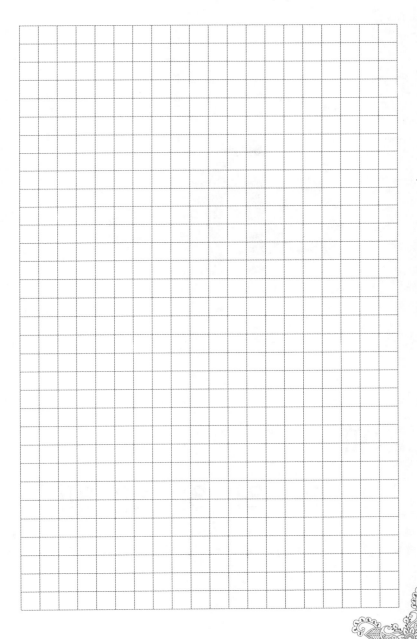

元音字母 12

ओ **o**

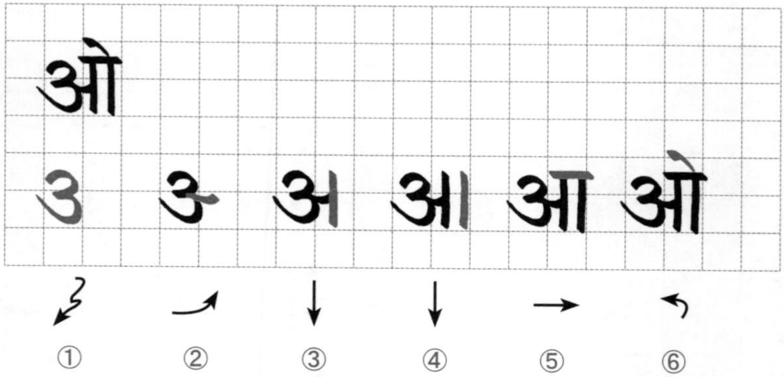

年　月　日　星期　天气

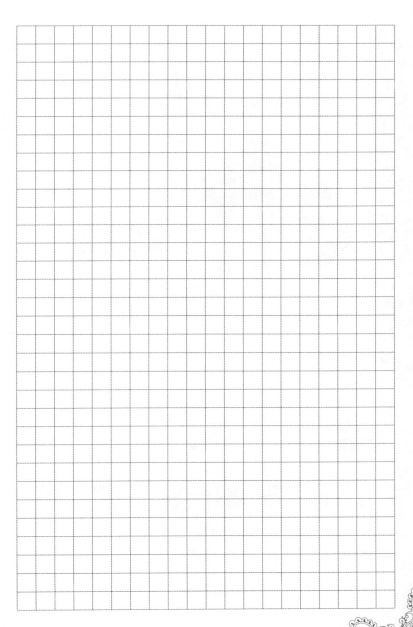

元音字母 13

औ au

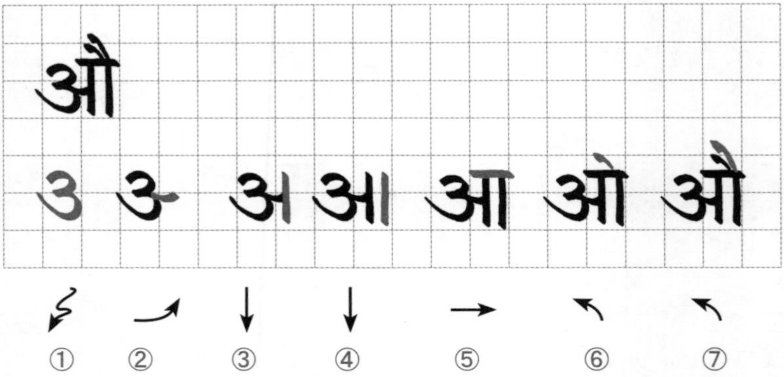

年　月　日　星期　天气

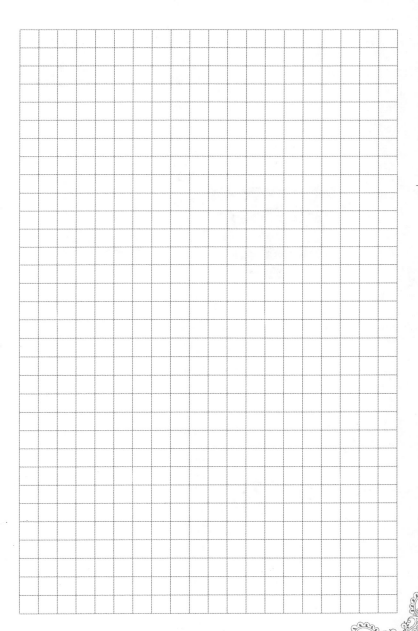

扫码获取

✓ 标准发音

辅音字母 01

क ka

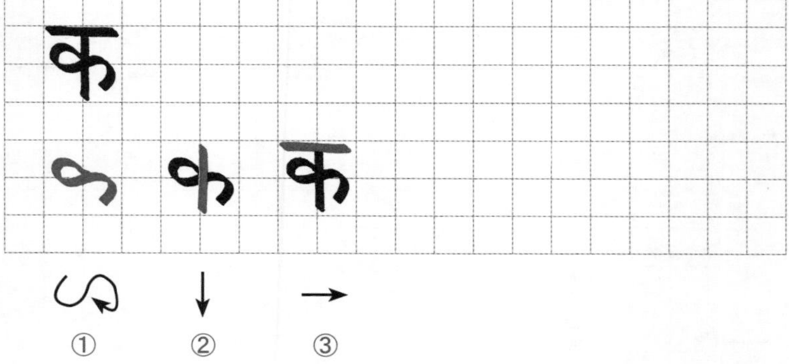

年 月 日 星期 天气

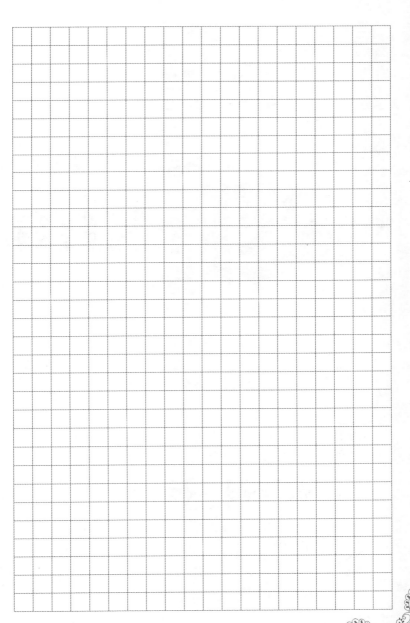

辅音字母 02

ख kha

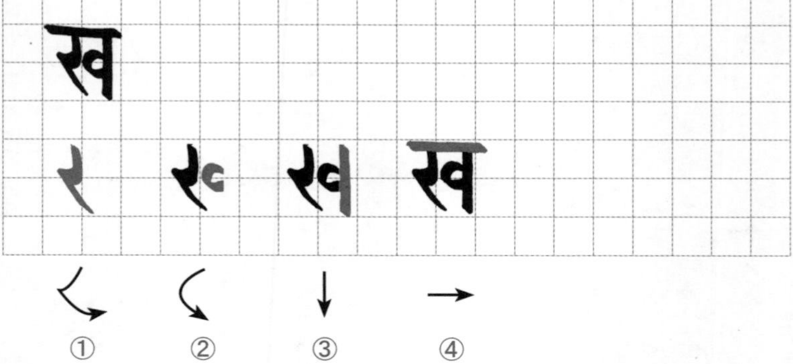

年　　月　　日　　星期　　天气

辅音字母 03

ग ga

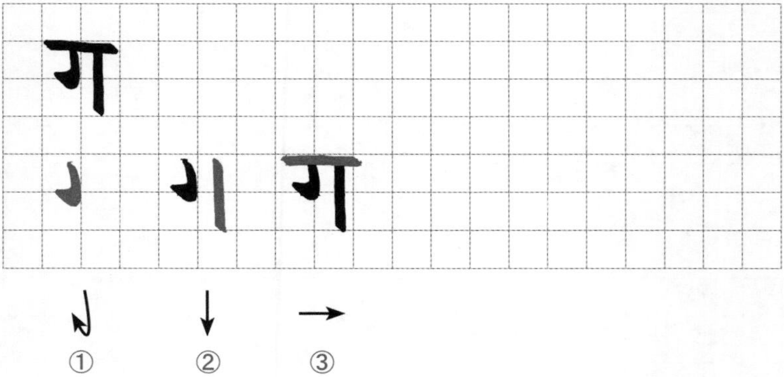

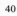

年　月　日　星期　天气

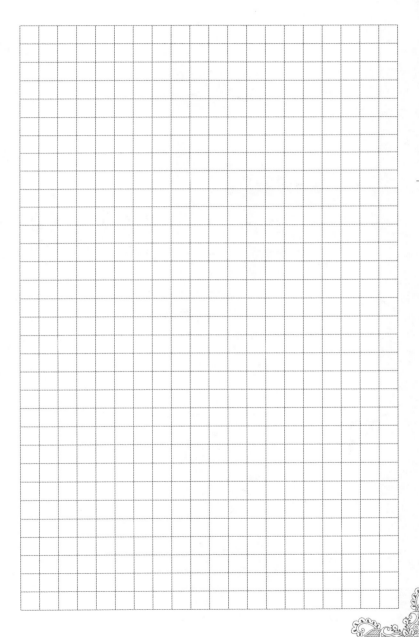

辅音字母 04

घ gha

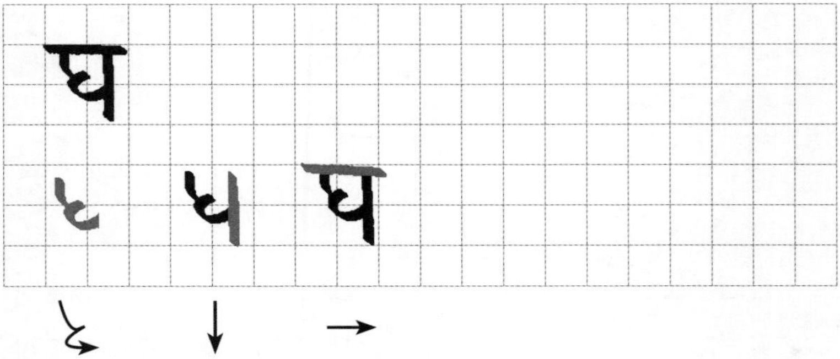

① ② ③

年　月　日　星期　天气

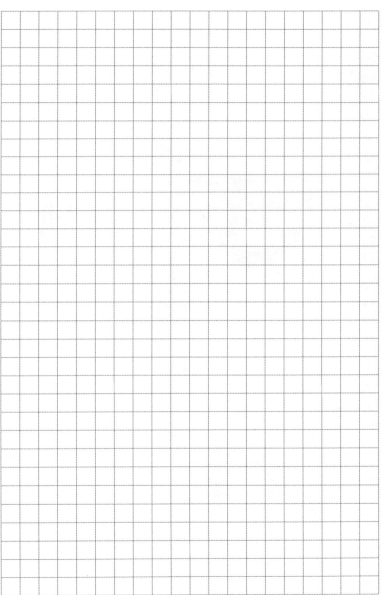

辅音字母 05

ङ **ṅa**

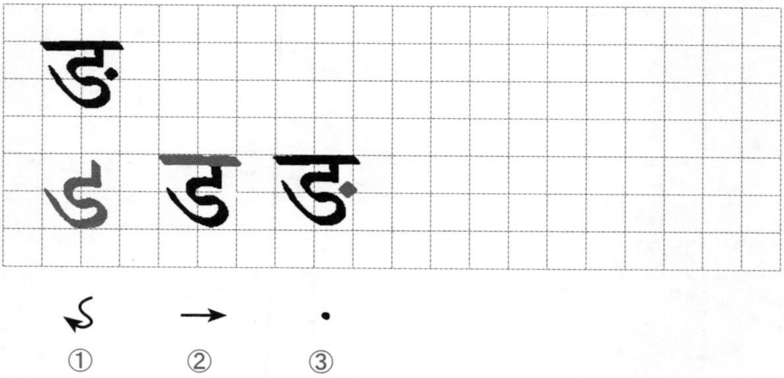

年 月 日 星期 天气

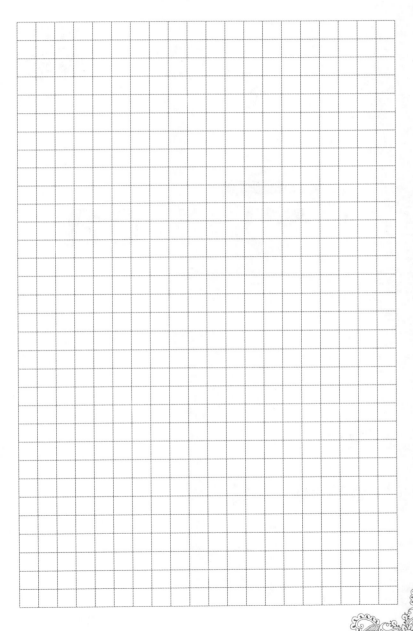

扫码获取
✓ 标准发音

辅音字母 06

च ca

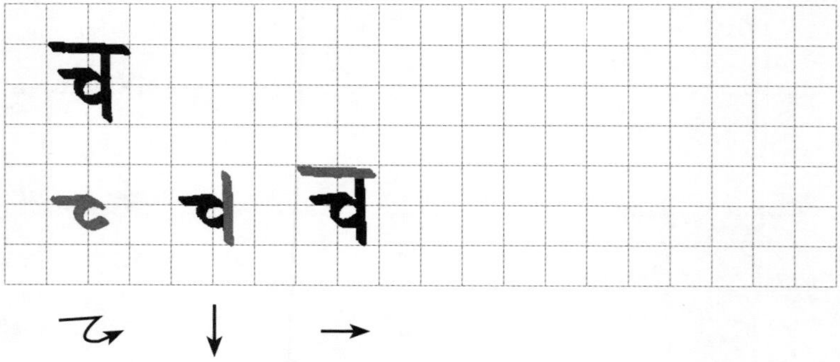

① ② ③

年　月　日　星期　天气

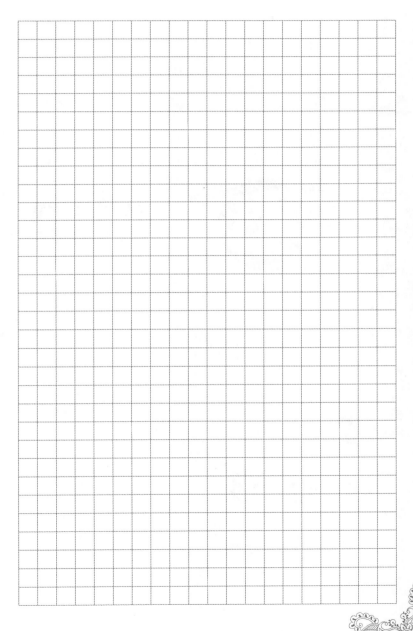

辅音字母 07

छ cha

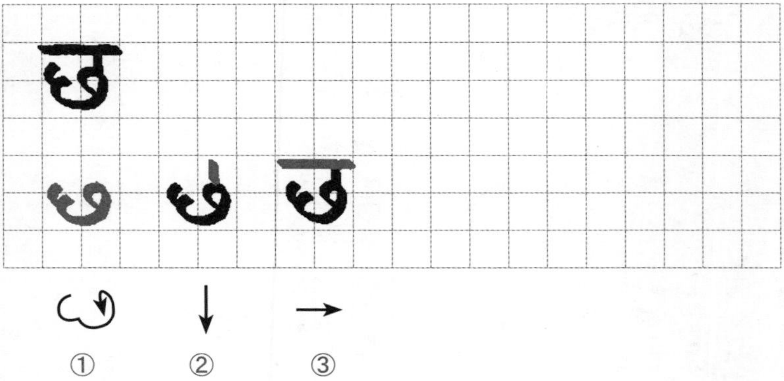

年 月 日 星期 天气

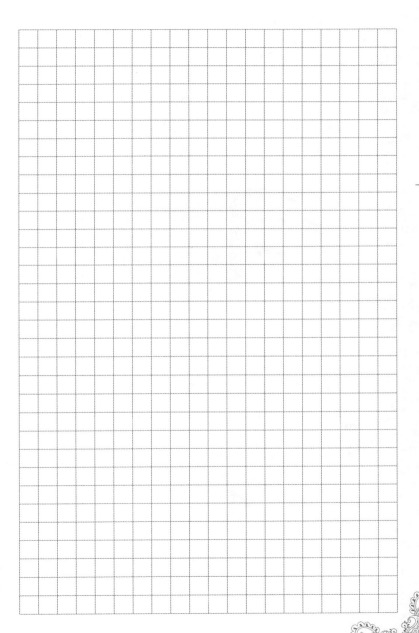

辅音字母 08

ज ja

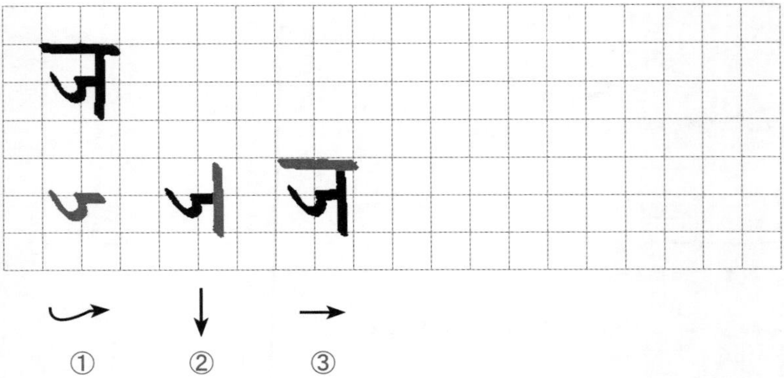

年　月　日　星期　天气

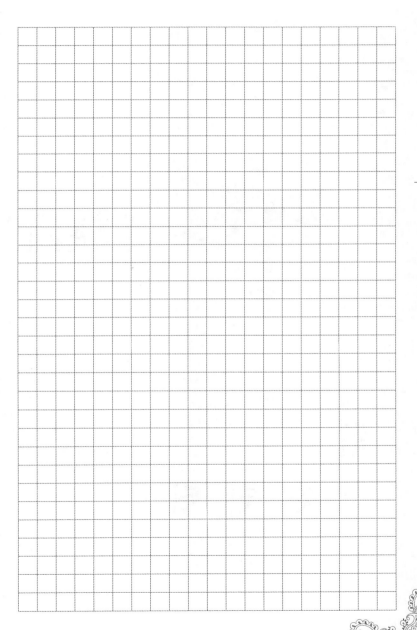

辅音字母 09

झ jha

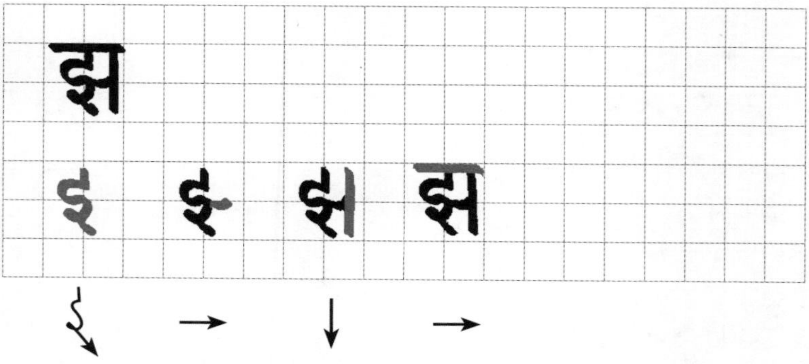

① ② ③ ④

年 月 日 星期 天气

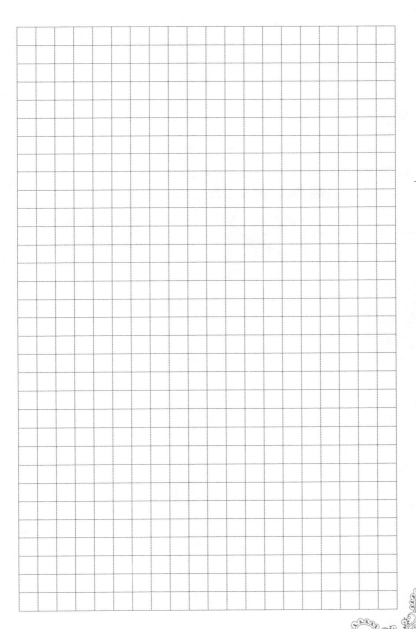

辅音字母 10

ञ ña

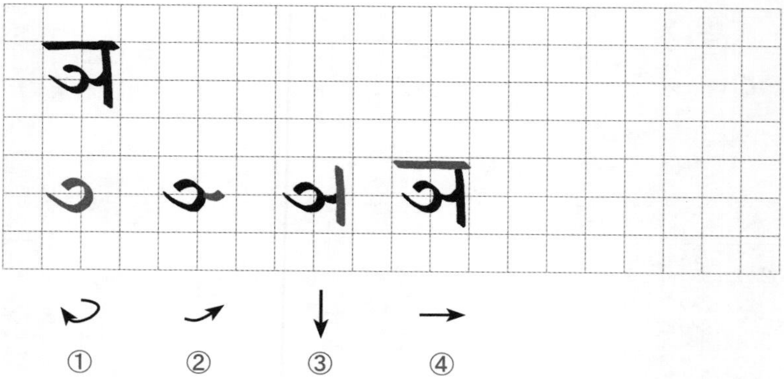

年　月　日　星期　天气

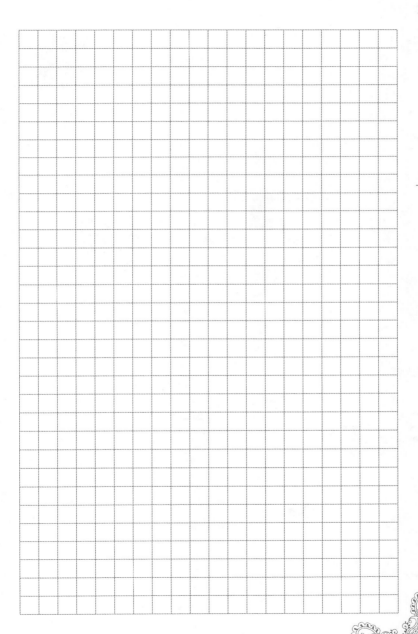

扫码获取
✓ 标准发音

辅音字母 11

ट ṭa

ट

ट ट

① ②

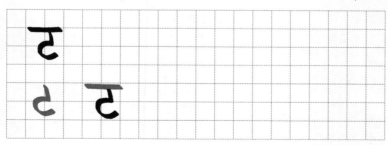

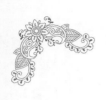

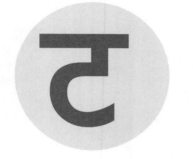

年　月　日　星期　天气

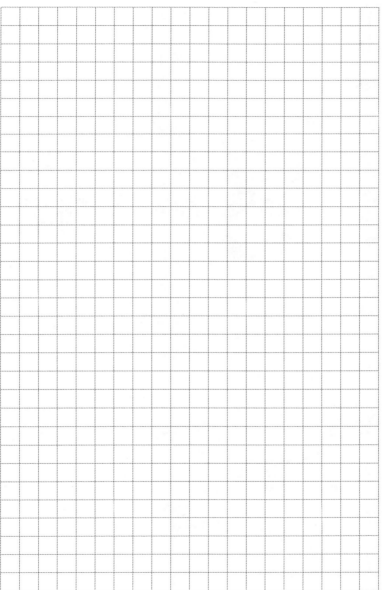

辅音字母 12

ठ **ṭha**

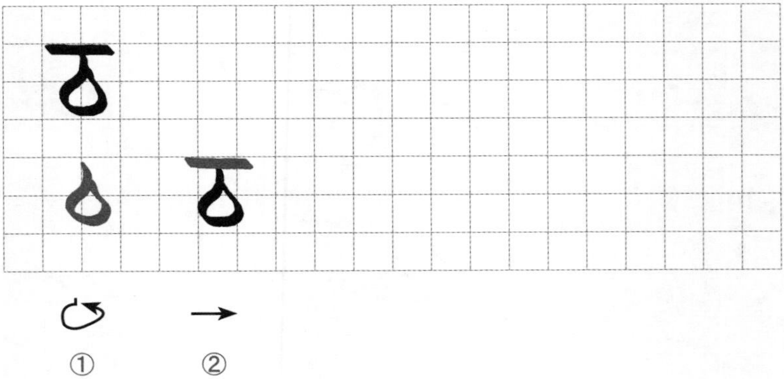

年 月 日 星期 天气

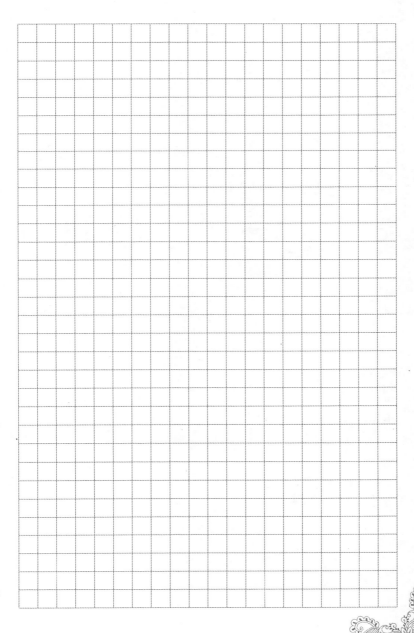

辅音字母 13

ड ḍa

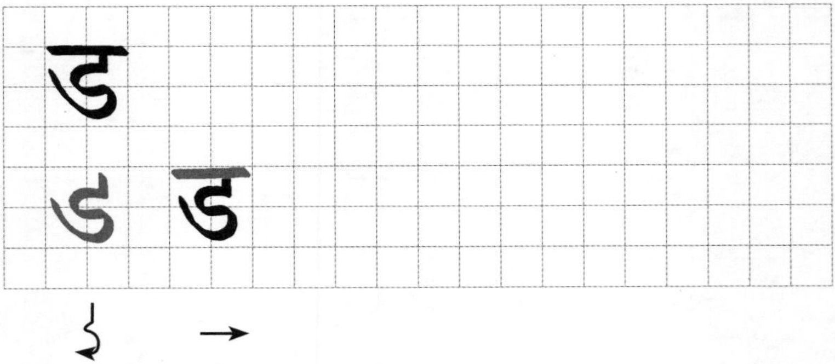

① ②

年　月　日　星期　天气

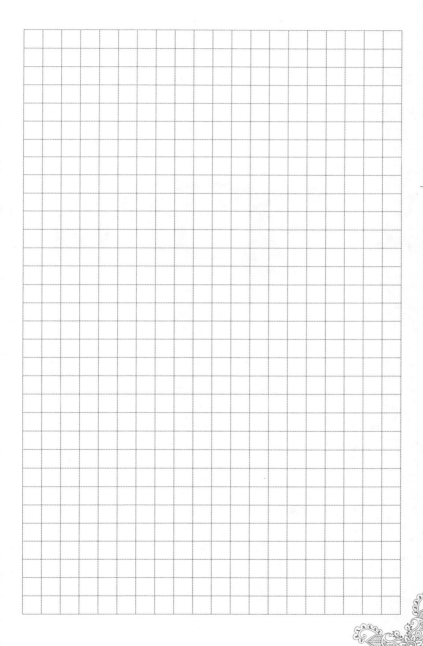

辅音字母 14

ढ ḍha

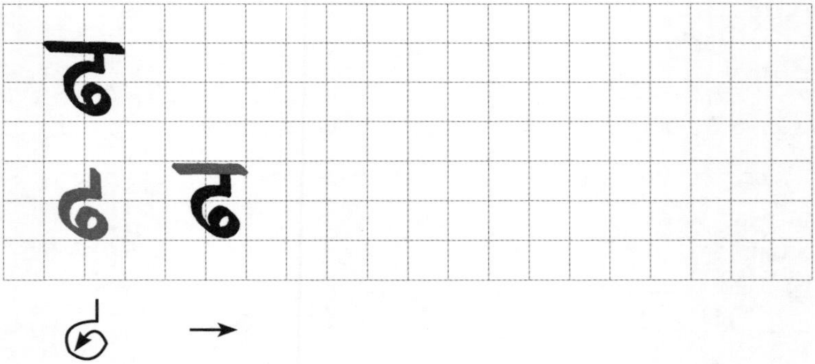

① ②

年　月　日　星期　天气

辅音字母 15

ण ṇa

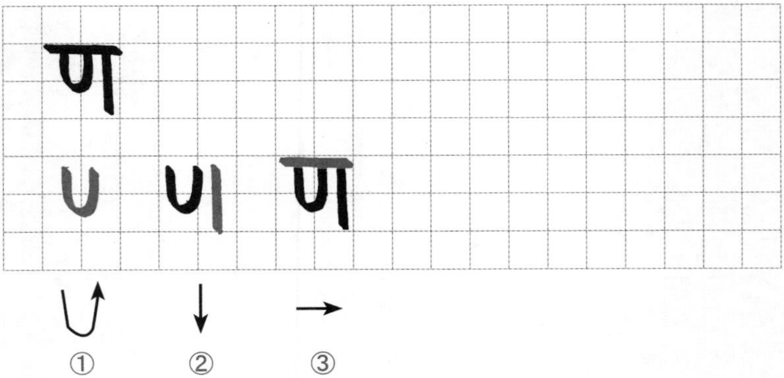

年 月 日 星期 天气

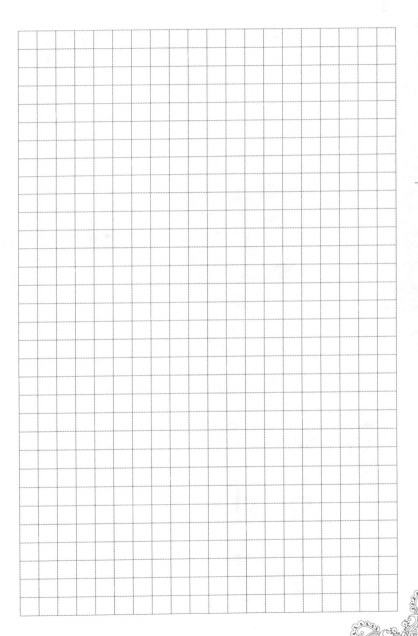

扫码获取

✓ 标准发音

辅音字母 16

त ta

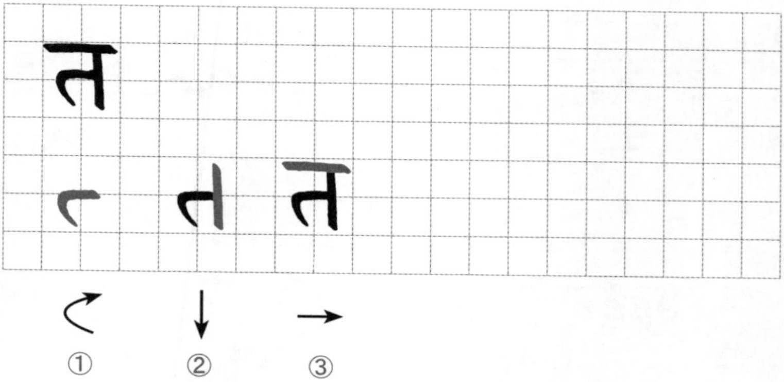

年 月 日 星期 天气

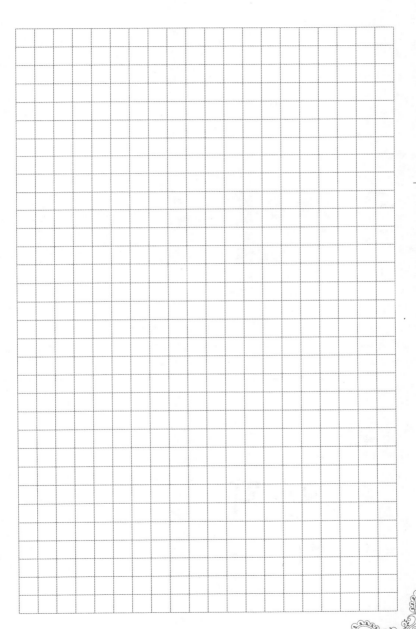

辅音字母 17

थ tha

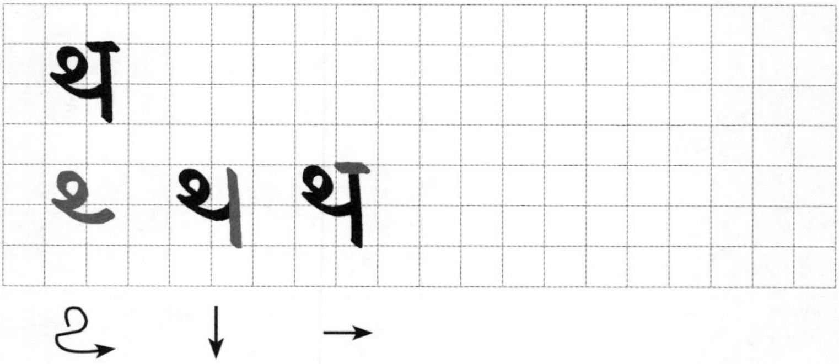

① ② ③

年　月　日　星期　天气

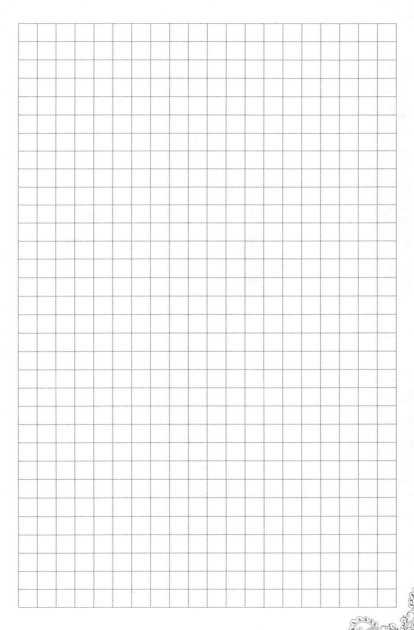

辅音字母 18

द

da

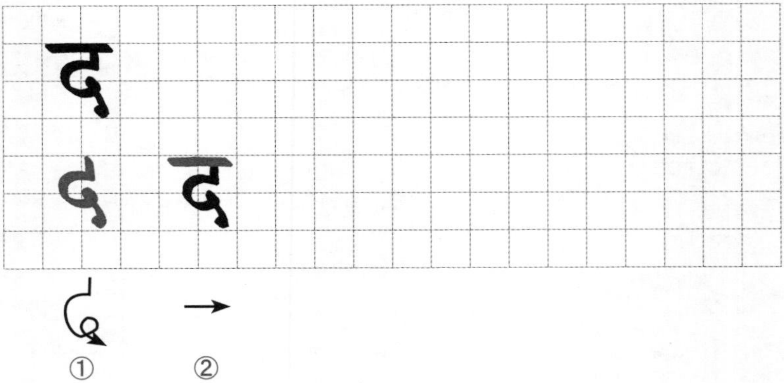

年 月 日 星期 天气

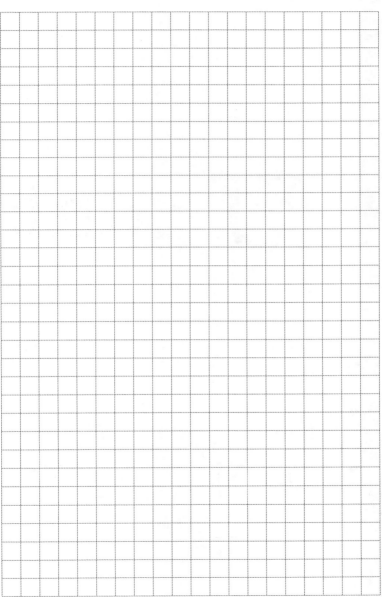

辅音字母 19

ध dha

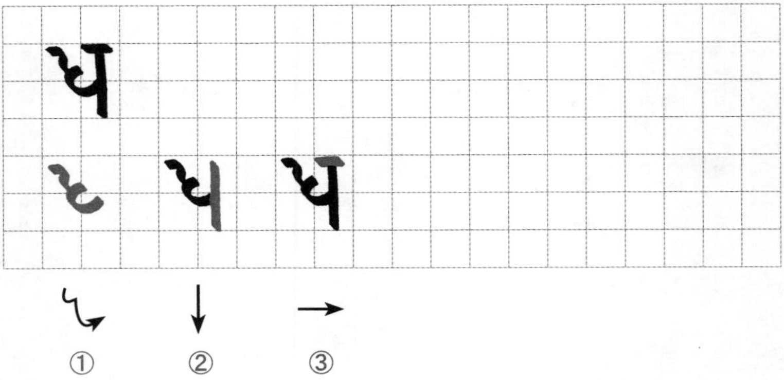

年 月 日 星期 天气

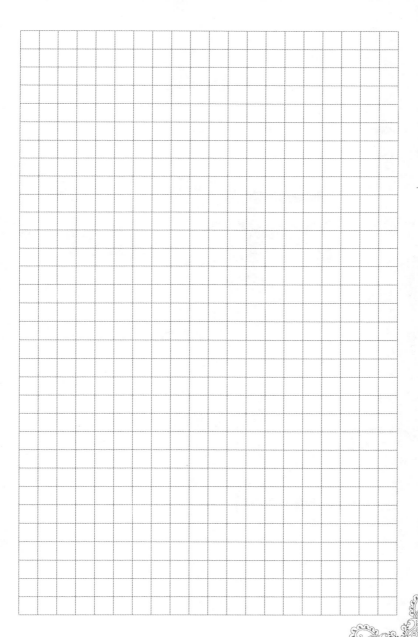

辅音字母 20

न na

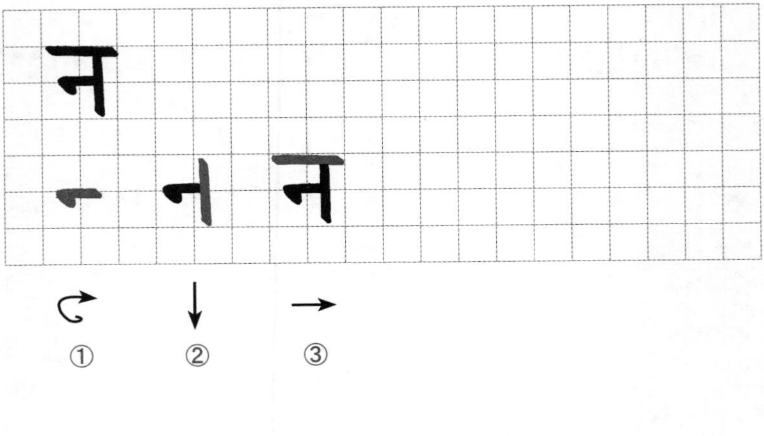

年　月　日　星期　天气

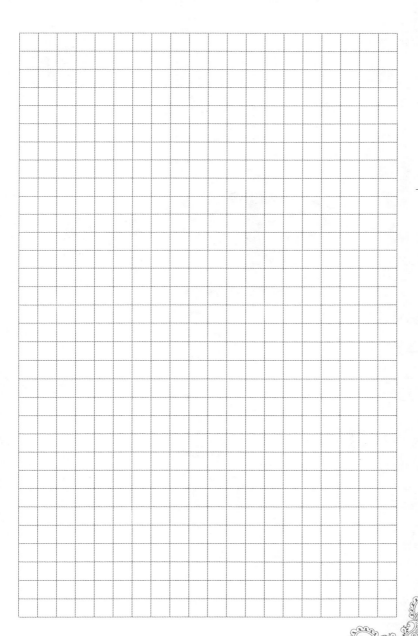

辅音字母 21

प **pa**

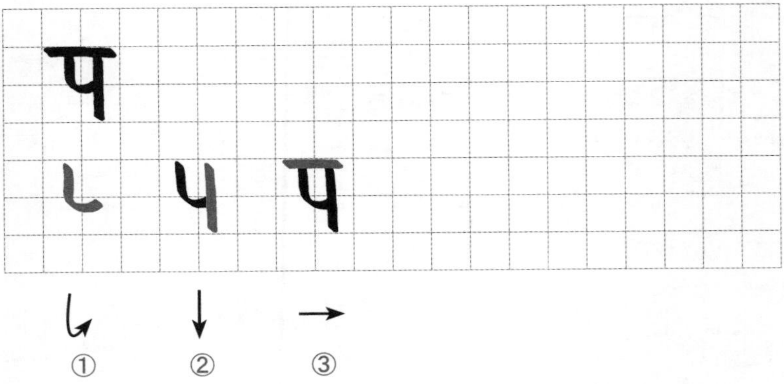

年　月　日　星期　天气

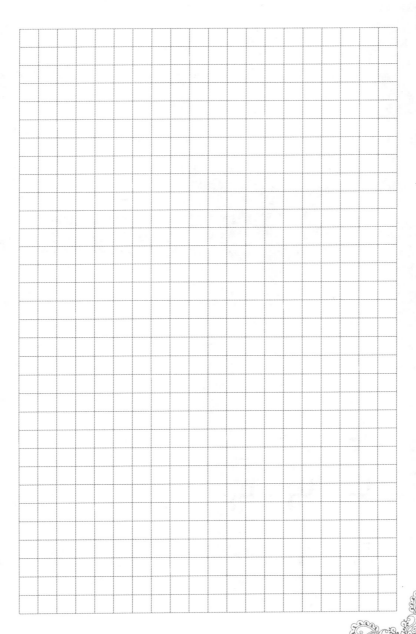

辅音字母 22

फ pha

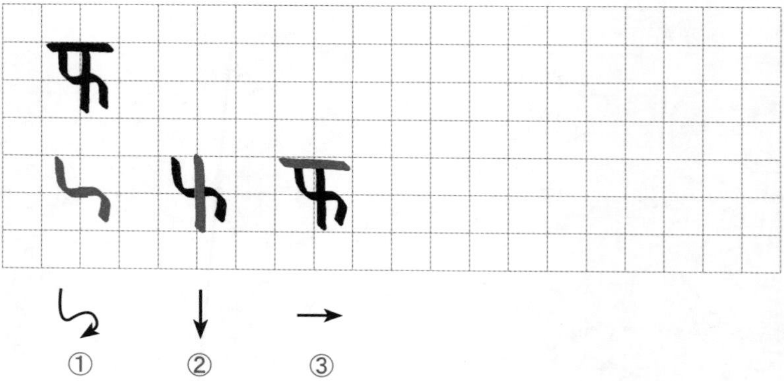

年　月　日　星期　天气

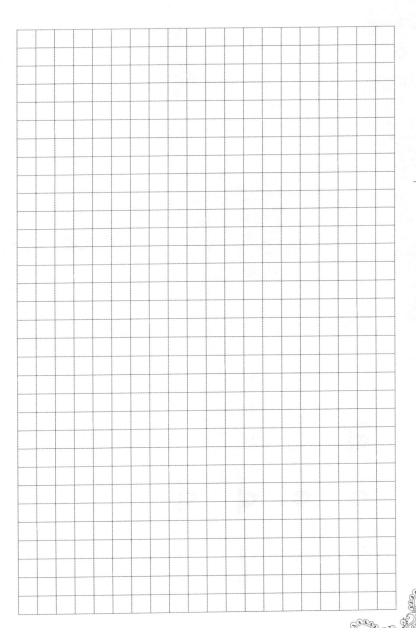

辅音字母 23

व ba

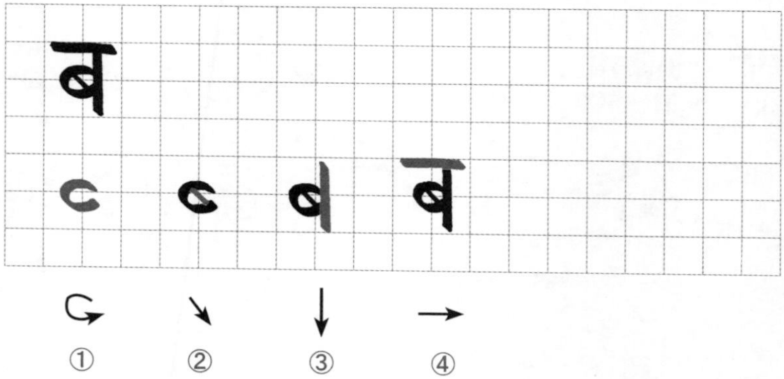

年　月　日　星期　天气

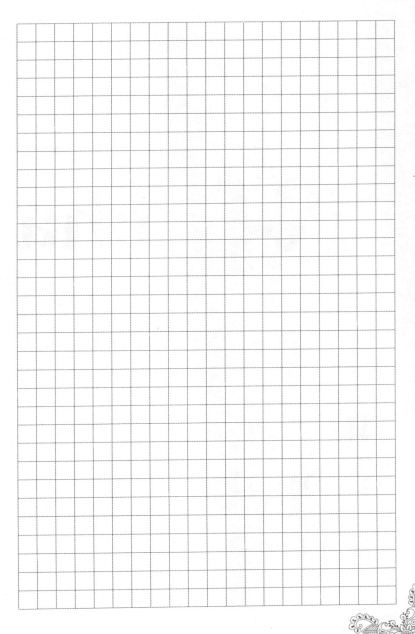

辅音字母 24

भ bha

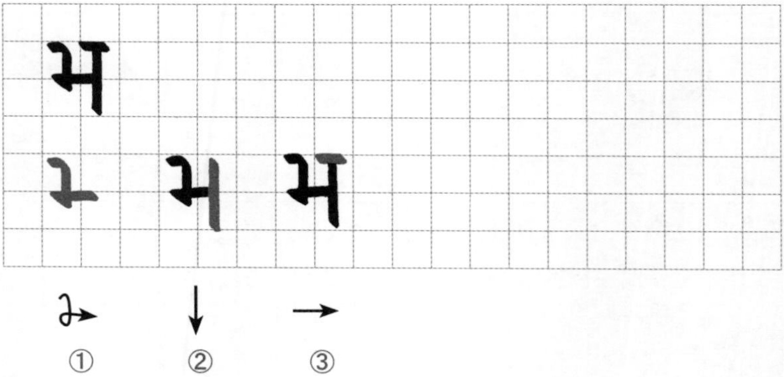

年　月　日　星期　天气

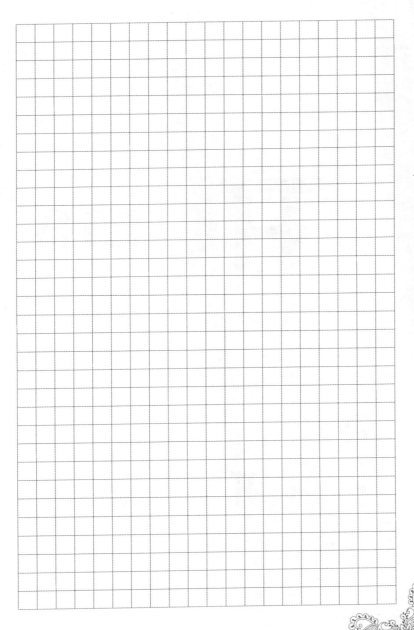

辅音字母 25

म ma

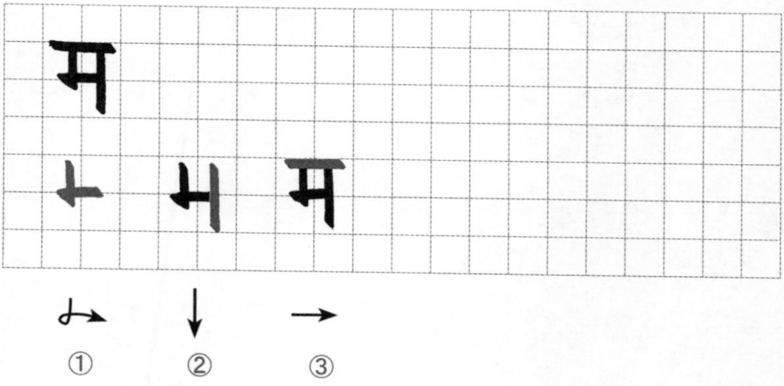

年 月 日 星期 天气

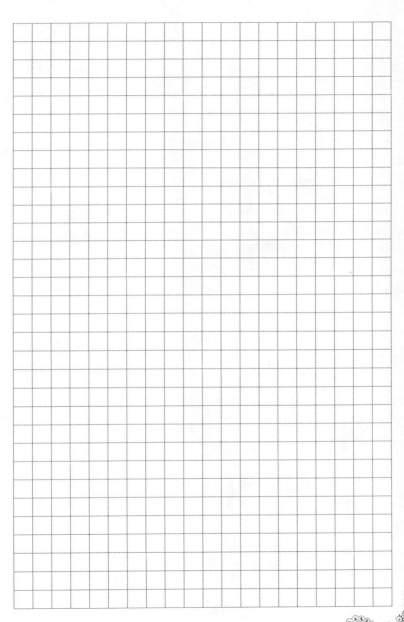

扫码获取
✓ 标准发音

辅音字母 26

य ya

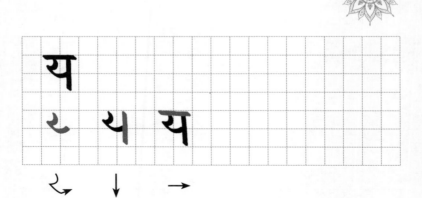

य

① ② ③

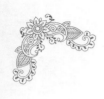

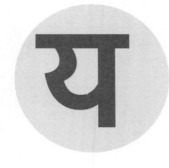

年　月　日　星期　天气

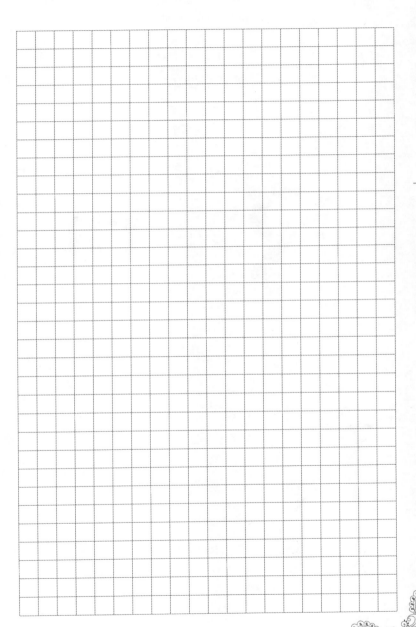

辅音字母 27

र **ra**

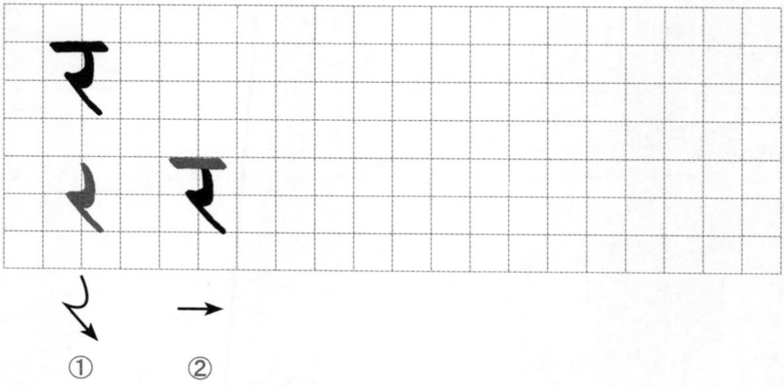

年　月　日　星期　天气

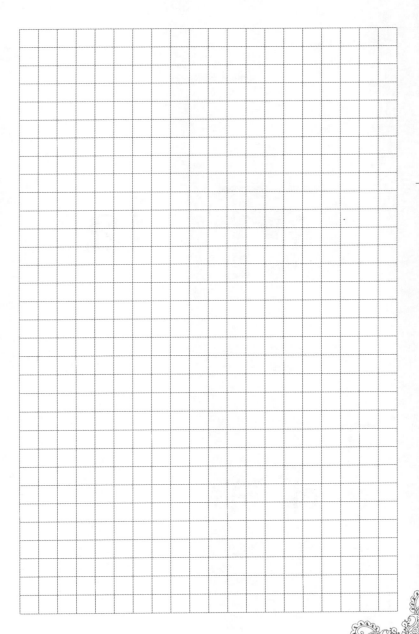

辅音字母 28

ल la

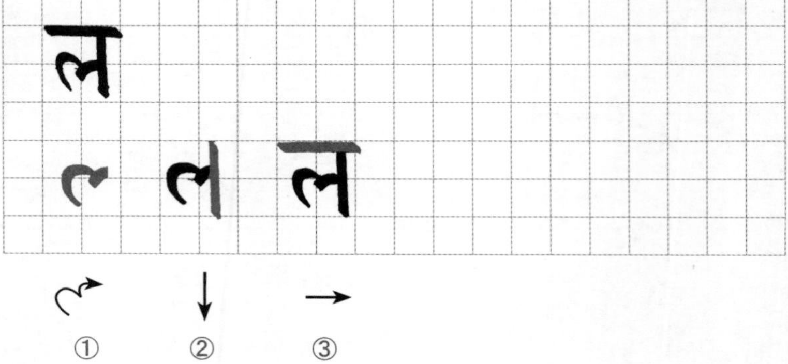

年　　月　　日　　星期　　天气

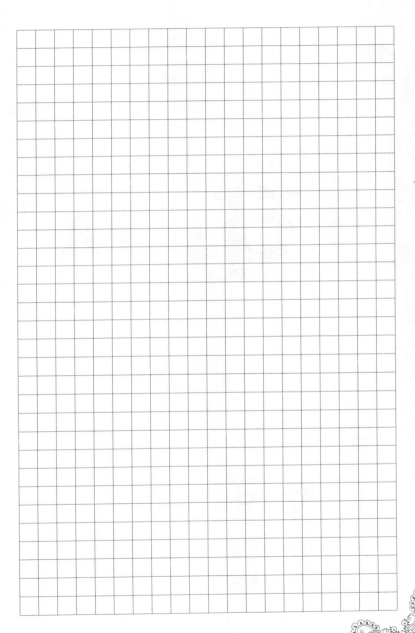

辅音字母 29

व va

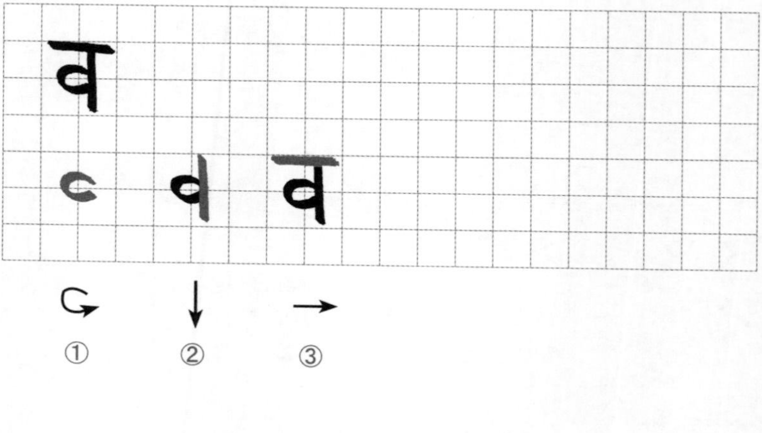

年 月 日 星期 天气

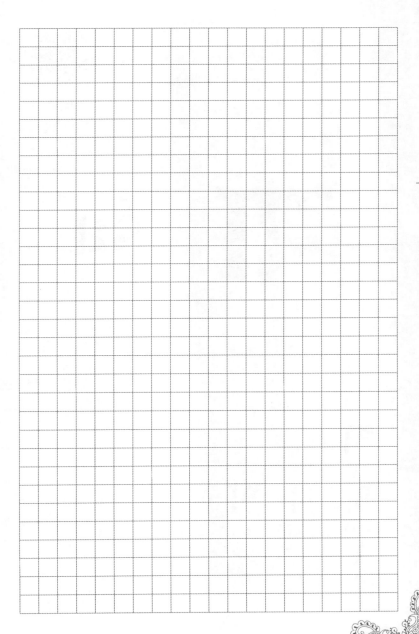

扫码获取
✓ 标准发音

辅音字母 30

श

śa

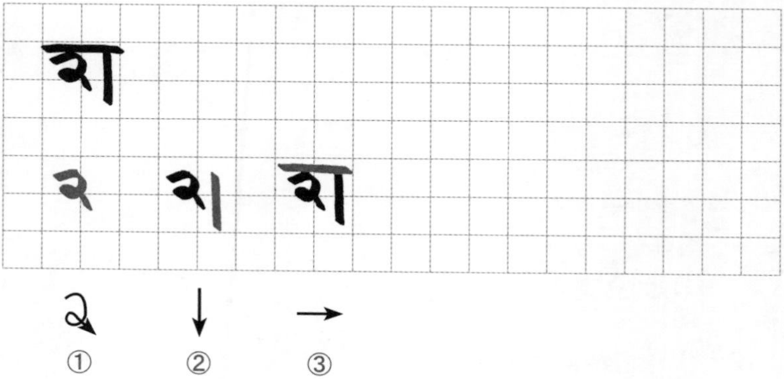

年　月　日　星期　天气

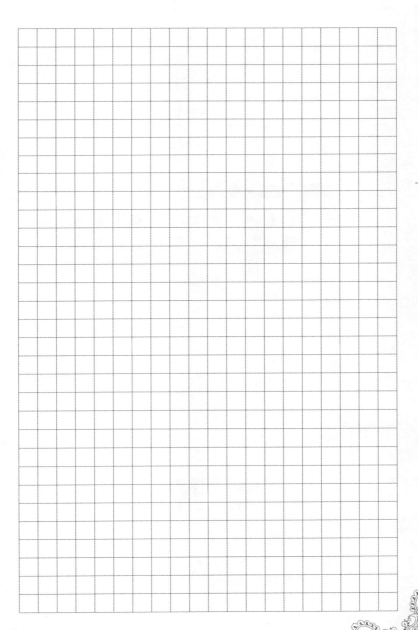

辅音字母 31

ष

ṣa

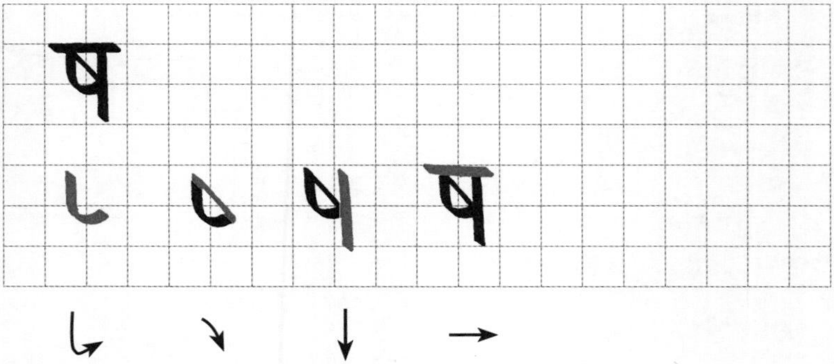

① ② ③ ④

年　　月　　日　　星期　　天气

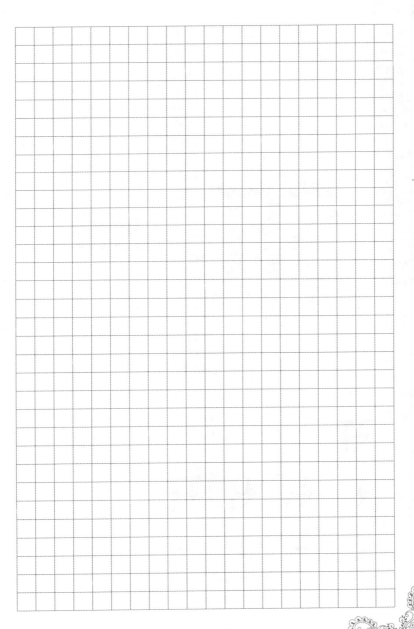

辅音字母 32

स sa

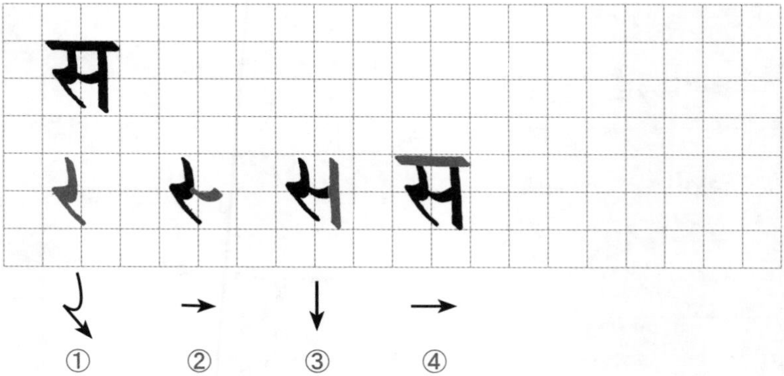

年　　月　　日　　星期　　天气

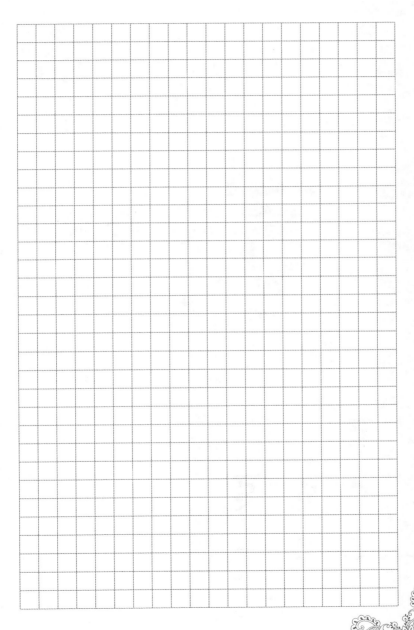

扫码获取

✔ 标准发音

辅音字母 33

ह **ha**

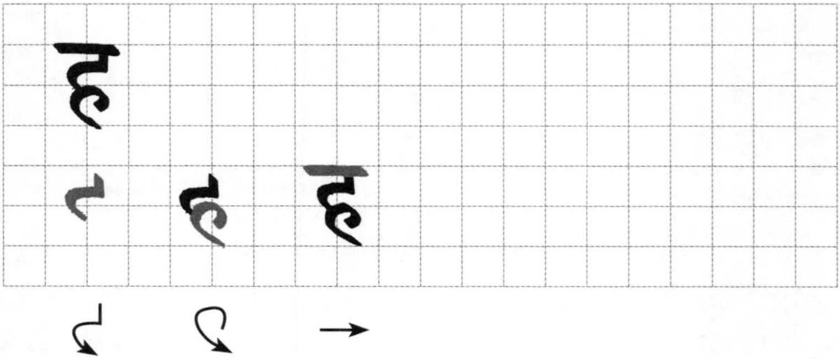

① ② ③

年 月 日 星期 天气

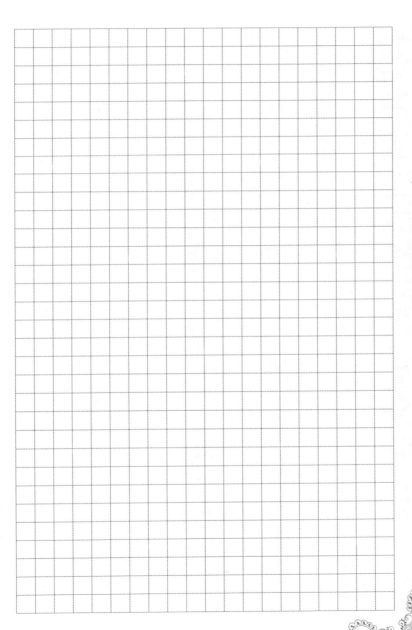